Schlank und gesund mit der Snake Diät Gewicht verlieren, abnehmen und dauerhaft schlank bleiben

Autor – Silvie Flasch

Warum Du dieses Buch lesen solltest:

In meinem Buch gehe ich der Sache genau auf den Grund.
Hinter der Schlangen-Diät (das Wort snake bedeutet Schlange) verbirgt sich mehr als ein Trend der neuen Zeit.
In meinem Buch erkläre ich Dir genau die Vor- und Nachteile der Snake-Diät und ob damit vielleicht sogar Risiken verbunden sind.
Im Anschluss gibt es für Dich in meinem Ratgeber viele feine Rezepte, die schon beim Durchlesen Lust auf Kochen machen! Diäten und Ernährungstipps gibt es wie Sand am Meer.
Warum also kann Dich gerade die Snake-Diät ergreifen und warum solltest Du Dich über diese neue Diät Form umfassend informieren?

Schließlich kennen wir Intervallfasten, die ketogene Diät, die zuckerlose Kost, die Karnivore-Diät oder die Stoffwechsel-Kur.

Es gibt die Eier-Diät oder die Kur á la Hollywood, in der Du so viele Ananas essen darfst, wie Du willst.

Alle Diäten haben dabei vor allem eines gemeinsam:
sie sollen uns dabei helfen, an Gewicht zu verlieren.
Schließlich suggeriert unsere Gesellschaft die Werte „jung, schlank, dynamisch und gesund"! Ist es hierbei nicht ein großer Vorteil, mit einer modernen Diät wieder einmal der Menschheit zu zeigen, wie Du auf einen Diät-Hype, der aus den USA stammt, aufspringen wirst?

Keine Frage - wir alle wissen es längst, dass wir die so ungesunden Kohlenhydrate aus dem Speiseplan streichen sollten.

Was jedoch ist die Snake-Diät?

Mein Buch ist für alle geeignet, die sich gerne mit Ernährung beschäftigen und nicht jede Challenge, die aus den USA stammt, bedingungslos glauben und für sich selbst praktizieren möchten.

Doch eines steht unumstritten fest: Nur wer sich informiert, kann sich ein objektives Urteil darüber bilden, ob eine Diät funktionieren kann oder nicht.

Die Snake-Diät haben vielleicht sogar schon die Menschen aus der Steinzeit auf eine ganz natürliche Art und Weise selbst durchgeführt.

Warum ist die Snake-Diät gar nicht unbedingt eine neue Idee, mit der wir unser Gewicht reduzieren? Eines steht nämlich unumstritten fest: Essen ist bei der Snake-Diät genauso erlaubt, damit Du das Geschmackserlebnis wunderbar mit Genuss im Einklang miteinander verschmelzen lassen darfst. Dabei nimmst Du noch auf eine gesunde Art und Weise ab und lernst wieder, mit Nahrungsmitteln sinnvoll umzugehen.

Wetten, dass Du mit der Snake-Diät
keinesfalls auf feine Köstlichkeiten
verzichten musst?
Lass Dich überraschen...

Deine
Silvie Flasch

Einleitung

Sicherlich hast auch Du Dir schon darüber intensiv Gedanken bereitet, warum Schlangen immer so viel Nahrung in sich schlingen und dann für viele Stunden gar nichts mehr essen, oder?

Dabei zeigt sich der Körper der Schlange oft gewölbt, weil sie lange von dem aufgenommenen Food profitieren und sich satt halten kann.
Doch – kann diese Art der Ernährung auch für den Menschen wirklich sinnvoll sein, wenn er an den Erfolg einer Diät glaubt?
Schließlich haben wir schon in vielen Diäten gelernt, dass es sinnvoll ist, sich mit mehreren kleinen Mahlzeiten, die über den gesamten Tag aufgeteilt werden, gesund und ausgewogen zu ernähren.
Dabei ermöglichen wir unserem Stoffwechsel, permanent mit Verdauungsarbeiten beschäftigt zu sein und verbrennen effektiv Kalorien.
Außerdem:

Im Sinne von dem, was wir sicher von unseren Eltern schon gelernt haben, ist es ein Vorteil, nicht ohne Frühstück aus dem Haus zu gehen, am Mittag eine ausgewogene, vollwertige Mahlzeit zu uns zu nehmen und am Abend die leichte Kost vor dem Einschlafen zu genießen.

Was kann daran schon falsch sein?

Soweit die Theorie – nicht immer können wir Menschen viel Zeit mit Kochen und Essen verbringen.
Dabei verbinden wir oftmals Frust, Lust oder andere Emotionen, die mit der täglichen Nahrungsaufnahme zu tun haben.

Genau hier schreitet die Snake-Diät entscheidend ein – denn wir lernen dabei nicht nur, auf gesunde Art und Weise unser Gewicht zu reduzieren, sondern auch wieder auf Gefühle wie Hunger und Sättigung zu achten.
In meinem Buch erkläre ich Dir zu diesen wichtigen Grundlagen in Sachen gesunder Lebensweise wichtige Details.

Eines vorneweg: Essen wird auch mit der Snake-Diät für Dich weiterhin Lebensfreude bedeuten.

Schließlich fühlst auch Du Dich nicht immer glücklich damit, wenn Du aus einer „Zucker-Sucht" und Frust die Tafel Schokolade in Dich schlingst, oder?

Genau hier sagt Dir die Snake-Diät: Stopp!

Frust und schlechte Laune haben nichts mit essen zu tun – esse dann, wenn Du Hunger verspürst und nicht aus einer Laune heraus.

In meinem Buch stelle ich Dir genau vor, wie die Snake-Diät funktioniert und viel mehr in Dir bewirken kann, als ein paar Kilos abzunehmen.

Wer will schon im Anschluss den so berühmten und allseits gehassten Jo-Jo-Effekt erleben?

Die Snake-Diät wird Dir dabei helfen, Dein Leben auf Dauer so umzustellen, dass Du mit einem schlanken Körper und Genuss Deine Gerichte konsumierst.

Dabei musst Du keinesfalls wie eine Schlange, ohne Dein Essen zu kauen, Deine Lebensmittel in Dich schlingen oder Dich mit einseitigen Diäten ohne Fett und Fleisch beschäftigen.

Die Snake-Diät beinhaltet wenige Verbote und hilft Dir dabei, Dein gesundes Leben dauerhaft zu bereichern.

Doch die Diät bringt auch so einige Tücken mit sich. Diese werde ich Dir in meiner Lektüre keinesfalls verschweigen. Schließlich wird Dir mein Buch eine objektive Darstellung eines Hypes aus den USA aufzeigen – am Ende entscheidest Du selbst, ob diese Diät für Dich sinnvoll erscheint.

Bist auch Du neugierig auf eine Ernährungsform, die aus den USA stammt und längst schon zu uns nach Europa übergeschwappt ist?

Willkommen!
Willkommen als Leser in meinem Buch. In meiner Lektüre erfährst Du sicher viel Wissenswertes rund um die Snake-Diät und die sinnvolle Gewichtsreduktion.

Wetten, dass Dich all diese Erkenntnisse
ein großes Stück weiterbringen werden?
Du zeigst Dich nicht nur im Trend der Zeit
wenn Du über eines grundlegende
Kenntnisse besitzt: über die Snake-Diät!

Was genau ist die Snake-Diät?

Kaum eine Challenge rund um die Ernährung kursiert derzeit so in den Medien wie die Snake-Diät.

Was ist dran an diesem Trend, ist er gesund oder gar ungesund für Dich?

Diese spezielle Lebensweise soll Deine Einstellung zum Essen verändern. Erkennst auch Du Dich vielleicht darin wieder, dass Du am Abend nach einem stressigen und erfolgreichen Tag Dich mit einem Glas Wein und einer Pizza frisch vom Italiener belohnen willst? Natürlich nimmst Du mit dieser Lebensweise nicht ab – denn Alkohol, Zucker und Fette sind ungesund und machen dick.

In unserer schnelllebigen Zeit essen wir oft zwischendurch, stopfen uns mit Snacks voll und genießen kaum noch eine wertvolle, selbst zubereitete Speise

auf dem Teller, die wir im Kreise der
Familie essen.
Back to the roots?

Ja – ein klein wenig wird Dir die Snake-
Diät sicherlich dabei helfen, dass Du
wieder erlernst, auf Deinen Körper zu
hören.
Die Snake-Diät funktioniert ganz genau in
drei wichtigen Schritten, die ich Dir im
nächsten Kapitel genau erläutern werde.

Im Grundsatz erkläre ich Dir jetzt, worauf
es bei der Snake-Diät ankommt.
Diese von einem amerikanischen Fitness-
Trainer entwickelte Sonderform einer Diät
basiert vor allem darauf, dass Du Deinen
kompletten Umgang mit Lebensmitteln
Schritt für Schritt zum positiven verändern
kannst.

Das US-Konzept funktioniert so, wie ich
es Dir in diesem prägnanten Überblick
präsentiere:

Du lernst mit der Schlangen-Diät wieder
auf natürliche Art und Weise Hunger- und

Sättigungsgefühle wahrzunehmen und auszuleben.

- Dein Körper erlernt wieder auf neue Art, wie die Nährstoffe Fett, Eiweiß und Kohlenhydrate von Deinem Körper in Energie umgewandelt werden
- Das Konzept ist an eine Kost mit vielen wertvollen Eiweißen angelehnt, die für einen guten Muskelaufbau sorgen
- Es geht bei der Diät nicht primär darum, wie viele Kalorien Du zu Dir nimmst, sondern darum, wann Du genau (zu welchen Tageszeiten) Dein Essen genießt.
- Bestimmte Fastenzeiten, die Du nach einer Mahlzeit einhalten solltest, helfen Dir dabei, gut zu verbrennen und das ein oder andere Kilo effektiv zu verlieren
- Du verzichtest auf Snacks zwischendurch und lernst wieder, auf ganz natürliche Art und Weise vollwertige Mahlzeiten umfassend zu genießen

- Die Lebensweise, die Du durch die einzelnen Phasen der Snake-Diät an den Tag legst, ist ein Gewinn für Dein ganzes Leben
- Du schaffst es durch die dauerhafte Ernährungsumstellung abzunehmen ohne den unbeliebten Jo-Jo-Effekt
- im Anschluss an die Diät Abstand zu nehmen.
- Du lernst, ungesunde Genussmittel wie Alkohol durch Wasser zu ersetzen.

Du siehst somit sehr schnell: Mit der Snake-Diät gebe ich Dir sicher keine schnellen Mono-Diät-Tipps an die Hand, die sowieso auf Dauer nicht funktionieren werden. Vielmehr ist dieses Konzept aus den USA eine Art, in der Du wieder spürst, was Hunger bedeutet und wie Du mit Bedacht Deine Mahlzeiten genießt.

Ergeht es Dir nicht auch so, dass Du Dich täglich voller Food stopfst, so dass Du am Abend manchmal gar nicht mehr weißt, welche Mengen Du an Zucker und Konservierungsstoffen zu Dir genommen hast?

Vielleicht weißt Du am Abend auch gar nicht mehr, warum Du an einem Blähbauch leidest und hast Dich wieder einmal von der Kollegin in der Mittagspause dazu breitschlagen lassen, das Eis beim Italiener mit Sahne noch mit ins Büro zu nehmen. Am Abend ergreift Dich dann dennoch der „böse Heißhunger" und Du gönnst Dir ein großes Stück Schnitzel, das Dein Mann noch aus seinen Essensresten im Kühlschrank aufbewahrt.

Am Abend plagt Dich dann das schlechte Gewissen und eines kannst Du mit dieser unstrukturierten Lebensweise in Sachen Ernährung ganz sicher nicht:

Mit einem guten Gefühl abnehmen!

Die Kilos steigen und Du wunderst Dich, warum dem so ist?

Schluss damit! Beschäftige Dich mit Deinem Hunger- und Sättigungsgefühl und der Schlangen-Diät.

Aus derart ungesunden Gewohnheiten heraus entsteht dann, dass Du Dich mit

der Low Carb-Diät versuchst oder
generell auf Süßigkeiten verzichtest.
Nach 2 Wochen holt Dich wieder der
innere Schweinehund ein, weil Du Stress
in der Arbeit erlebst und aus Frust am
Abend die ganze Tafel Schokolade
futterst, was Deine Probleme natürlich
auch nicht löst.

Die Folge:
Wir Menschen wissen gar nicht mehr, was
eine genussvolle Mahlzeit ausmacht.
Wir essen permanent im Alltag
zwischendurch und verlieren dabei völlig
den Überblick, was eine sinnvolle,
kalorienbewusste Mahlzeit ausmacht.
Bevor wir ein Hunger-Gefühl verspüren,
trinken wir Limonaden mit vielen
Konservierungsstoffen und Kalorien.
Dann naschen wir die Erdnüsse aus dem
Büro und wissen am Abend: „Jetzt solltest
Du gar nicht mehr essen, weil Du sonst
viel zu dick wirst!"

Kommt Dir die eine oder andere
Alltagssituation aus dieser Schilderung
bekannt vor? Dann weißt auch Du sicher:

Mono-Diäten bringen nicht nur wenig Erfolg auf Dauer, sondern fördern auch den Ausbruch von Essstörungen.

Die Snake-Diät bedeutet ein ganz anderes Wort, als der Begriff vermuten lässt:

Sie verzichtet vollumfänglich auf Snacks! Dadurch entsteht wieder ein natürliches Hunger-Gefühl und Du erlernst auf ganz neue Art und Weise, wie Du Mahlzeiten genießen darfst.

Tipp:

Mit der Snake-Diät ersparst Du es Dir, permanent Kalorien zu zählen und Dich mit Lebensmitteln abzumühen, die Du bald nicht mehr sehen, riechen und essen kannst.

Willst Du im nächsten Kapitel die genauen Schritte dieser speziellen Ernährungsform einmal ganz genau kennenlernen?

Die Snake-Diät basiert dabei auf einem spannenden Prinzip, das gesunde Ernährung mit dem Ursprung des natürlichen Lebens ohne Konservierungsstoffe und permanenten

Gedanken ans Essen oder Nicht-Essen verschmelzen lässt.

Genau aus diesem Grunde ist, in meinen Augen, die Lebensweise der Ernährung der Schlange eine gute Basis, damit Du Dein Gewicht reduzierst und auf Genuss keinesfalls verzichten musst.

Wetten, dass sich somit auch Dein Stoffwechsel auf natürliche Art und Weise regulieren wird?

Die drei wichtigsten Phasen der Snake-Diät

Diese moderne Diät aus den USA unterteilt sich in drei genaue Phasen, die ich Dir natürlich im Anschluss auch genau erklären werde.
Diese einzelnen Phasen solltest Du in einer genauen Struktur für Dich einhalten.

Phase 1:
Besiege Deine Zuckersucht

Sicher kennst auch Du es im Alltag, dass Du permanent mit ungesunden Süßigkeiten konfrontiert bist und es kaum schaffst, Dich diesen Verlockungen zu widersetzen.

Wusstest Du, dass in jeder Menge von Lebensmitteln viele Zuckeraustauschstoffe und – ersatzstoffe stecken, die unseren Heißhunger anfeuern?

Doch auch der reine Zucker ist pures Gift für Deinen Körper.
Warum?
Zucker steigert das Verlangen, dass Du immer mehr und mehr essen willst.
Dabei stecken hohe Zucker-Mengen auch in vielen Lebensmitteln, die nicht einmal süß schmecken.
Zucker konserviert und steckt deshalb in jede Menge Fertiggerichten, Saucen und Fast Food. Ketchup und süße Getränke strotzen regelrecht vor Zucker, der auch Deine Darmgesundheit gefährdet.

Im ersten Schritt der Snake-Diät darfst Du Dich somit von allen Schadstoffen und der zuckerhaltigen Nahrung befreien.

Was soll diese erste Phase, die ca. 2 volle Tage anhalten wird, für Dich und Deinen Erfolg beim Abnehmen bezwecken?
Im ersten Schritt der Snake-Diät arbeitet Deine Fettverbrennung auf Hochtouren.
Alle Energien sollen aus Deiner Reserve, also aus Deinen Fettzellen, gezogen

werden.

Somit kann Dein Körper nicht auf die
Kohlenhydrate-Zufuhr bauen, sondern
schöpft aus dem eigenen Körper
möglichst viel Energie.
Das lässt die Kilos purzeln und somit geht
es den Fettreserven in den ersten beiden
Tagen der Diät an den Kragen.

Diesen oder einen ganz ähnlichen
Zustand kennen viele Menschen
sicherlich von der Ketogene-Diät.
Bei der ketogene Lebensweise solltest auf
Kohlenhydrate, also auf Zucker, komplett
verzichten.
Dadurch erreicht Dein Körper den
speziellen Zustand der Ketose.
Was passiert bei der Ketose in Deinem
Organismus genau? Dein Körper kurbelt
den Fettstoffwechsel so an, dass Du
schnell an Gewicht verlierst. Dadurch,
dass Du weitgehend auf die Zufuhr von
Kohlenhydraten verzichtest, wird Dein
Körper nur mit hochwertigen Fetten und
Proteinen versorgt.
Diese Lebensform sorgt dafür, dass Deine

Muskeln gut versorgt werden und Du voller Energie steckst.

Allerdings erfolgt die Energiegewinnung nicht durch unzählige Zuckerstoffe oder andere künstliche Zusätze, die wir oft unsinnig in uns stopfen, sondern, weil Dein Stoffwechsel effizient für Dich arbeitet.

Dieser Effekt hilft Dir dabei, schon in den ersten 48 Stunden Dein Gewicht effizient zu reduzieren und die Kalorien-Verbrennung anzukurbeln.

Außerdem entgiftest und entschlackst Du in den ersten 2 Tagen der Snake-Diät Deinen Körper.

Wie genau das funktioniert, stelle ich Dir wie folgt dar:

- Im Normalfall benötigt Dein Körper folgende Aufteilung der Nährstoffe:
  55% Kohlenhydrate in Form von Einfach- und Vielfachzucker,
  15 % Eiweiß und
  30% Fett.

- In die Ketose (erhöhter Fettstoffwechsel, der Dir dabei hilft, an die Fettpolster zu gelangen und Körpermasse zu verringern) gelangst Du, wenn Du die Kohlenhydrat-Zufuhr am Tag auf ca. 15-25 % reduzierst. Dabei hilft es Dir am besten, auf Einfachzucker zu verzichten. Welche Kohlenhydrate hierbei erlaubt sind, stelle ich Dir noch genauer vor.

- Wenn Du Apfelessig mit Wasser trinkst (am besten 3mal am Tag vor den Mahlzeiten), arbeitet Dein Stoffwechsel auf Hochtouren. Das hilft Dir dabei, alle Gifte und Schlacken während der zuckerfreien Tage loszuwerden.

- Diese erste Phase bei der Snake-Diät dauert ca. 48 Stunden, maximal 72 Stunden an. Du solltest an den Tagen weitgehend Eiweiß und Fett zu Dir nehmen und auf Kohlenhydrate verzichten.

- Außerdem sind Snacks aller Art untersagt, ebenso wie der Konsum von Alkohol. Achte bitte darauf, dass Du an den ersten Tagen maximal 3

Mahlzeiten zu Dir nimmst, damit Du in den beschleunigten Stoffwechsel der Ketose gelangst.

Phase 2:
Jetzt ist abnehmen angesagt

In dieser Phase der Snake-Diät schaffst Du es, Dein Gewicht erheblich zu reduzieren. Jetzt beginnt es, dass Du die Verhaltensweise einer Schlange in Deinen Ernährungsplan integrierst.
Im idealen Fall kannst Du in der 2. Phase der Diät schon zu Deinem Wunschgewicht gelangen.

Was heißt es nun genau, dass Du „wie eine Schlange" Deine Nahrungsmittel genießen solltest?
Keinesfalls musst Du Deine Speisen ohne zu kauen in Dich schlingen, ganz im Gegenteil:
Genieße Deine Gerichte, indem Du ausgiebig kaust und bewusst, auf schönem Teller serviert, Deine Mahlzeiten genießt.

Wie eine Schlange zu essen heißt vielmehr, dass Du an einem Tag lediglich eine einzige, große Mahlzeit zu Dir nehmen darfst.

Hierbei bleibt es Dir völlig selbst überlassen, ob Du ein ausgiebiges, reichhaltiges Mittagessen, ein großes Frühstück oder eine große, vollwertige Abendmahlzeit zu Dir nehmen willst.
An dieser einzigen Mahlzeit des Tages darfst Du somit schlemmen, was das Zeug hält.

Allerdings empfiehlt Dir die Snake-Diät, auf hochwertige Proteine (diese sind wichtig, um Deine Muskeln ausreichend mit Mikronährstoffen und Nährstoffen zu versorgen) und auf pflanzliche, gute Fette Deinen Fokus zu legen.
Wie auch bei den ersten Tagen der Snake-Diät ist in der Phase vom Abnehmen wichtig auf Zucker und Kohlenhydrate weitgehend zu verzichten.

Obwohl zu dieser Phase nicht jeder Ernährungsplan der Snake-Diät genau Rezepte vorgibt, findest Du in meinen

Rezepten im Buch gute Ideen, wie Du auf Kohlenhydrate weitgehend verzichten kannst.

Schließlich sind hochwertige Fette und eine gute Eiweißzufuhr neben der nötigen Vitamin- und Mineralstoffversorgung elementar wichtig für den Erfolg bei der Diät.

Nur, wenn Dein Körper möglichst lange in dem gute Fettstoffwechsel, der an die Reserven geht, verhaften bleibt, wirst Du im Zustand der Ketose weiterhin abnehmen.

Wie schon erwähnt:
Es ist nicht großartig relevant, wie hoch die Kalorien-Zufuhr am Tag ist, sondern vor allem eines ist wichtig:

Du darfst lediglich eine große Mahlzeit zu Dir nehmen, die nahezu alles an Food erlaubt, was Dein Herz begehrt.

In diesem wichtigen 2. Schritt der Snake-Diät sind jede Mengen Beherrschung und Disziplin gefragt.

Schließlich solltest Du, damit die Diät vom Erfolg gekrönt wird, nahezu 24 Stunden auf jegliche Mahlzeit verzichten.

Dabei zeigt Dir Dein Körper, dass das Fasten Deinen Körper von Schadstoffen befreit und Du Dich voll und ganz Deiner inneren Lebensfreude zuwenden darfst.

Allerdings solltest Du in den Zeiten, in denen Du nichts isst (also die Hauptzeit Deines gestalteten Tages) vor allem eines in Deinen Alltag integrieren:
Getränke wie Wasser und Tee.

Also: Trinke, was das Zeug hält!
Erlaubt sind Wasser, Tee und alle Arten von gesunden Getränken ohne Kalorien.

Natürlich kannst Du Dich schon jetzt, bevor Du die Snake-Diät richtig kennengelernt hast, fragen, ob es wohl gesund sein kann, nur eine sehr große, reichhaltige Mahlzeit am Tag zu Dir zu nehmen.

In den Kritik-Punkten zur Diät gehe ich auf diesen Aspekt noch ganz genau ein.

Folgende Tatsachen ergeben Sie im 2. Schritt der Diät:

- Genieße eine vollwertige, große Mahlzeit Deiner Wahl am Tag für Dich!
Hier darfst Du mit Hunger sehr bewusst schlemmen und musst keinerlei Nahrungsmittel vermeiden.
- Es empfiehlt sich allerdings, eine vollwertige, gesunde Mahlzeit, die lange satt hält, zu Dir zu nehmen.
Das unterstützt die vollwertige, gesunde Ernährung in vollem Maße.
- Trinke während der übrigen Zeit sehr viel gesundes Wasser und Kräutertees, die die Entgiftung und Gewichtsreduktion fördern.
Dazu später nähere Informationen.
- Lass bitte in der Zeit, in der Du nichts zu Dir nimmst, wieder auf natürliche Art und Weise ein Gefühl von Hunger entsteht.
Genau das fördert wieder den Appetit

und die Vorfreude auf die nächste
Mahlzeit.

- Welche große Mahlzeit Du am Tag zu
  Dir nehmen willst, sei Dir selbst
  überlassen.
  Wichtig ist dabei, Du genießt mit Sinn
  und Verstand und Achtsamkeit
  gegenüber Dir selbst. Dabei solltest
  Du Dir für die einzige Mahlzeit des
  Tages richtig viel Zeit nehmen.

-

Das Motto:
Schlemme mit Genuss!
Dieses solltest Du in der 2. Phase der
Snake-Diät beherzigen.

Phase 3:
Halte Dein Gewicht

Nach der 2. Phase der Snake-Diät gilt es,
Dein Gewicht zu halten.
Während Du es selbst individuell
bestimmen darfst, wie lange genau die 2.
Phase der Diät für Dich bestehen soll,
kannst Du die 3. Phase der Diät auf
Dauer in Deinen Alltag integrieren.

Was ist bei dem 3. wichtigen Schritt in
Sachen Snake-Diät für Dich relevant?
In dieser letzten Phase des Diät-
Programms lernst Du, proaktiv zu essen.
Das bedeutet, dass Du Deine Mahlzeiten
genau in Deinem Alltag planst und auf
Snacks zwischendurch verzichtest.

Was heißt das genau?
Du stellst für Dich in Phase 3 genau
zusammen, welche Mahlzeiten Du wann
zu Dir nimmst.

Du verzichtest auf die Befriedigung Deiner Gelüste zwischendurch und lernst, nach einer genauen Struktur zu essen.

Am wichtigsten ist dabei die Erkenntnis, dass Du Deine Mahlzeiten im Vorfeld planst und Du vor allem die Rezepte genau einhältst, die Du im Vorfeld in Deinem Alltag durchdacht planst.

Bitte lerne in dieser Phase vor allem auf Deine innere Stimme zu hören.

Achte auf Dein Hunger- und Sättigungsgefühl und verzichte auf die ganzen Snacks zwischendurch, die es komplett vermeiden, dass Du Dich jemals hungrig oder satt fühlst.

Genau in diesem wichtigen Schritt der Snake-Diät gewinnen wir die Erkenntnis, wieder auf unser Gefühl zu hören.

Während die Steinzeit-Menschen damals schon gelernt haben, zu jagen und dann zu essen, wann der Hunger entsteht, haben wir Menschen in der schnelllebigen Zeit es längst verlernt, dann zu essen, wenn es der Körper Hungersignale aussendet.

Wir verspüren kein Gefühl mehr von Hunger und Sättigung, stattdessen stopfen wir ohne Sinn und Verstand im Alltag Food in uns.
Danach folgt eine Diät nach der anderen mit jeder Menge an Frust-Potential.

Schluss damit!
Jetzt kommt die Snake-Diät.

Kennst auch Du das aus Deiner Umgebung oder von Dir selbst? Wir essen immer nur nebenbei im Auto, in der U-Bahn oder während dem Fernsehabend aus Langeweile. Wir haben dabei längst verlernt, was Essen mit Genuss bedeutet.

Kommt es auch Dir bekannt vor, dass Du aus Gewohnheit in die Chips-Schüssel greifst, wenn es auch Deine Freunde beim gemeinsamen Treffen so machen?

Es ist keine Überraschung:
Viele Suchtstoffe stecken in Fast Food oder Snacks wie Chips und Süßigkeiten. Ohne eine vollwertige Mahlzeit zu uns zu nehmen, konsumieren wir permanent

Konservierungsstoffe und künstliche Zusatzstoffe, die unser Körper keinesfalls fordert.

Wir sind in unserer Welt des Konsums permanent mit Stoffen konfrontiert, die uns keinesfalls guttun.
Genau das soll die letzte Phase der Snake-Diät wieder verändern.
Deshalb kann dieser wichtige Schritt, in meinen Augen, gut und gerne komplett in den Alltag integriert werden.

Du lernst dabei wieder, auf Deinen Körper und dessen Signale zu hören.
Du verzichtest in Phase 3 komplett auf Snacks und unsinnige Zwischenmahlzeiten.

Die wichtigsten Erkenntnisse für Dich des 3. Schrittes der Snake-Diät im Überblick:

- Esse dann, wenn Du Hunger verspürst.
- Genieße vollwertige Mahlzeiten, die Du im Vorfeld gut durchgeplant hast.

- Esse das, was Dir schmeckt, aber verzichte auf Zucker, Konservierungsstoffe und Snacks.
- 3 Mahlzeiten am Tag sind für die meisten Menschen ausreichend, um das Gewicht zu halten.
- Bewusste Fastenzeiten (ein paar Stunden am Tag) sind sinnvoll, wenn Du danach wieder mit Hunger und einem hohen Maß an Genuss Deine gesunden Speisen zu Dir nimmst.
- Lerne, nach Plan und Struktur selbst zu kochen.
- Vermeide essen „to go" und genieße bewusst auf schönem Geschirr Deine Speisen.
- Trinke viel Wasser und vermeide zuckerhaltige Getränke und Alkohol in jeglicher Form. Dabei ist bei jeder Diät schon sehr viel gewonnen.

Meine Rezepte in diesem Buch helfen Dir dabei, Dich an die vorgegebene Struktur zu halten.
Dabei kannst Du Deine Mahlzeiten abwechslungsreich gestalten und die Menge genießen, die Dir guttut.

Allerdings empfehle ich Dir, dann mit dem Essen aufzuhören, wenn Du satt bist. Lerne wieder zurück zum Ursprung Deiner Gefühle zu finden.

Folgende Fragen kannst Du Dir dabei beantworten:

- Wann verspüre ich Hunger und wie sehr freue ich mich dann auf mein Essen?
- Ist es nicht schön, aus einem Gefühl vom Hunger heraus und mit Freude zu essen?
- Sind Snacks, aus Langeweile und Gewohnheit heraus gegessen, nicht eine dauerhafte Sünde und verursachen diese unsinnigen Zwischenmahlzeiten nicht Übergewicht?

Du siehst:
In dieser so wertvollen 3. Phase der Snake-Diät kannst Du viele wichtige Botschaften für Dich an Erkenntnissen gewinnen.
So wie die Menschen vor vielen, vielen Jahre gegessen haben, als es noch keine

Snacks gab und künstliche Zusatzstoffe in der weiten Ferne lagen, war es deutlich gesünder als zur heutigen Zeit.

Back to the roots?
Ja – denn Essen mit Hunger und Lust ist Gold wert.
Dazu gehört es, in Entbehrung zu leben und nicht den ganzen Tag von Bonbons, vielseitigen Getränken oder anderen Lebensmitteln umgeben zu sein.
Zurück zum Ursprung des Lebens, zurück zur selbst zubereiteten Küche mit leckeren Rezepten – das sagt die Snake-Diät in dieser 3. Phase!

Resümee der 3 einzelnen Schritte der Snake-Diät:

Keine Frage:
Diese Diät erfordert Disziplin und Struktur.
Ich stelle Dir noch genau vor, wie Du die einzelnen Phasen der Diät gut durchhalten kannst.
Allerdings kommt Dein Stoffwechsel

wieder voll und ganz auf Trab, wenn Du Deinen Körper wieder ans fasten und im Anschluss an den Genuss feiner Mahlzeiten gewöhnst.

Mit der Snake-Diät lernst Du, dass es sinnlos ist, Dich mit künstlichem Food vollzustopfen und dabei gar kein zufriedenes Gefühl der gesunden Sättigung zu erleben.

Bitte lerne in jedem einzelnen Schritt Dich und Deinen Körper wieder ganz neu kennen.

Wie kann Dir das genau gelingen?

Ich zeige Dir im Detail auf, wie Du Dich wieder auf das Schöne und Einzigartige im Leben konzentrieren kannst. Dabei solltest Du Dich weder nur auf das Essen noch auf das Kalorien-Zählen konzentrieren.

Bist auch Du jetzt neugierig darauf, welche Tipps und Tricks Dir dabei helfen, die 3 Phasen der Snake-Diät gut und mit Erfolg für Dich durchzuhalten?

Welche Tipps und Ideen helfen Dir beim Durchhalten der drei Phasen?

Du weißt jetzt genau, worin genau die Phasen der Snake-Diät bestehen.

Dennoch kannst Du Dir jetzt überlegen: „Wie schaffe ich es nur, die erste, zweite und dritte Phase dieser aus der USA stammenden Diät genau einzuhalten?

Jetzt geht es um die Praxis – nämlich ums Durchhalten der Diät.
Der Erfolg besteht darin, dass Du Dich genau an Deinen Plan hältst, ohne permanent ans Essen oder ans Kalorien-Zählen und Verbrennen zu denken.
Für jede einzelne der Phasen liefere ich Dir nun wichtige Tipps und Ideen, wie Du gut durchhalten kannst.

Schließlich soll die Diät Spaß machen und Du sollst Deine Ernährungsgewohnheiten nachhaltig so umstellen können, damit Dir Dein Leben mit Spaß, Hunger und einem natürlichen Sättigungsgefühl zu ganz neuer Lebensfreude verhelfen kann. Entdecke eine neu gewonnene Lebensqualität mit erlebten Gefühlen, die Du zuvor zu oft mit Snacks „niedergeschmettert bzw. -gefuttert" hast. Weil alle 3 Phasen sehr unterschiedliche Lebens- und Ernährungsgewohnheiten mit sich bringen, liefere ich Dir für jede einzelne Phase ganz neue, eigene Kreationen, die Dir beim Durchhalten helfen.

Wetten, damit kannst auch Du in einfachen Schritten zu Deinem Traum-Körper finden?
Abnehmen in 3 Phasen kann richtig Freude bereiten.

Wie?
Ganz einfach – ich stelle Dir alle Details in den folgenden Beschreibungen vor.

Phase 1
Verzicht auf Zucker und
Ketose – leicht gemacht

Zunächst einmal erkläre ich Dir, warum es
so wichtig ist, auf Zucker zu verzichten.
Zucker liefert Kohlenhydrate.
Diese Kohlenhydrate sorgen jedoch nur
für ein kurzfristig anhaltendes
Sättigungsgefühl.
Einfachzucker lässt Deinen Insulinspiegel
sehr schnell ansteigen, was Dir schnell zu
neuer Energie verhilft.
Allerdings flacht der Insulinspiegel sehr
schnell wieder ab.
Du kennst diesen Effekt sicherlich, wenn
Du eine ganze Tafel Schokolade gefuttert
hast. Schnell isst Du ganze 600 Kalorien
(ja, so viele Kalorien hat eine 100g Tafel
Schokolade im Durchschnitt), wirst jedoch
bald wieder ein Gefühl von Hunger
verspüren. Das heißt, dass Süßigkeiten
zwar zu schneller Energie verhelfen,
jedoch hält dieser Energie-Schub
keinesfalls sehr lange an. Bald schon
sehnen wir uns nach der üppigen

Süßigkeit mit Unmengen an Kalorien nach einer deftigen, oft fetthaltigen Mahlzeit.

In der Summe nehmen wir somit viel mehr Kalorien zu uns als notwendig wären.

Die Folge – das Gewicht steigt, ohne dass wir uns nachhaltig satt und zufrieden fühlen. Einfachzucker und Süßigkeiten sind also mit dem „Strohfeuer-Effekt" eines schnell ansteigenden und wieder absinkenden Insulinspiegel Gift für jede Diät.

Was ist besser?

Wenn schon Kohlenhydrate, dann diejenigen mit dem Vielfachzucker. Dieser Zucker wandelt sich erst allmählich von Stärke in Zucker um.

Diese Art von Kohlenhydraten stecken in Brot, Kartoffeln oder Nudeln.

Du erkennst diese schon am Geschmack. Führe hierfür einmal folgendes Experiment durch:

Kaue für einige Minuten auf einem Stück Vollkornbrot.

Zunächst einmal schmecken die Kohlenhydrate nach Brot, erst allmählich wandelt sich Stärke von Vielfachzucker in süß schmeckenden Zucker um. Du merkst diesen Effekt, weil allmählich das Brot im Speisebrei schon im Mund nach kurzer Zeit süß schmeckt. Somit erkennst Du, dass sich die darin befindliche Stärke in Zucker umgewandelt hat. Dieser Zucker hält jedoch auch lange satt und vermeidet es, dass Du bald wieder essen willst.

Genau deshalb empfehle ich Dir:
Wenn schon Kohlenhydrate, dann keinen Zucker.
Nimm bitte dann die wertvollen Kohlenhydrate in Form von Vielfachzucker zu Dir. Diese sind gesund und halten lange satt.
Vollkornbrot anstatt Praline? Ja – auf alle Fälle!

Ich stelle Dir nun in einer Liste vor, welche Lebensmittel Du genießen darfst.
Gerade in der ersten Phase der Snake-Diät ist dieser Aspekt von hoher Bedeutung:

- Genieße tierische Proteine aus Magermilch-Produkten und viel Obst und Gemüse.

- Wenn schon Fette, dann genieße bitte in dosierter Form gute Pflanzenfette.

- Obst und Gemüse sind bei der 1. Phase der Snake-Diät in unbegrenzter Menge erlaubt.

- Wie bereits erklärt: Wenn schon Kohlenhydrate, dann bitte die richtigen!
  Diese stecken in Kartoffeln, Vollkornnudeln, guten dunklen Brotsorten (Vollkornbrot) und Nudeln. Allerdings solltest Du dennoch weitgehend in den ersten 48 Stunden der Diät auf Kohlenhydrate verzichten.

- Apfelessig in Verbindung mit Wasser? Ja, gieße 1-2 EL naturtrüben Apfelessig in ein Glas warmes Wasser gerührt und trinke jeweils ein Glas von diesem Drink vor jeder kleinen Mahlzeit.

- Kräuter wie Brennnesseln oder Löwenzahn entwässern und helfen Dir, alle Gifte im Körper loszuwerden.

Bereite Dir aus diesem Grunde möglichst häufig einen feinen Kräutertee aus diesen Naturschätzen zu.

- Trinke Wasser, was das Zeug hält! Warum? Wasser füllt den Magen, das hilft Dir dabei, weniger zu essen. Außerdem kurbelt Wasser den Stoffwechsel an und hilft Dir dabei, alle Schlacken und Gifte aus Deinem Körper zu schwemmen.

Natürlich sind diese Ideen grundsätzlich für eine gesunde Lebensweise von Vorteil. Gerade jedoch in den ersten Tagen der Snake-Diät ist die Einhaltung dieser wichtigen Spielregeln ganz oben auf der „To-Do-Liste" anzusiedeln.

Bitte vermeide in der ersten Phase unbedingt folgendes Food:

- Süßigkeiten aller Art! Streiche sie aus Deinem Leben!
- Zucker und Zuckeraustauschstoffe gehören in keinen Snack, Chips, den Kuchen zwischendurch und anderes

Food zwischen den Mahlzeiten sind ein absolutes No Go an den Fastentagen.

- Bitte mache einen großen Bogen um Fast-Food-Ketten oder Bäckereien, die Kuchen und ungesunde, fertige Backwaren anbieten.

- Fertiggerichte und Saucen wie Ketchup oder fertige Salatdressings stecken oft voller Zucker. Hier wird Zucker oft als Konservierungsmittel verwendet. Bitte lerne also, Fertiggerichte komplett aus Deinem Leben zu streichen.

- Alkohol und Nikotin?
Bitte lass es! Gerade Alkohol hat viele Kalorien und enthält oft große Mengen an Zucker. Auch Nikotin schadet Deiner Gesundheit und verlangsamt die Versorgung Deiner Körperzellen mit dem so wichtigen Sauerstoff.

- Lerne, Dein Kalorien-Konto während der ersten Tage weitgehend zu reduzieren. Allerdings halte ich von Null-Diäten gar nichts.
Deshalb gilt: Lerne, die Kalorien-

Angaben auf den Verpackungen im Supermarkt zu lesen und sinnvoll danach zu leben.

- Vor allem bei Getränken solltest Du darauf achten, nicht unnötige Getränk, nicht in den Kaffee oder in den Tee.
- Kalorien in Dich zu füllen. Gefährlich sind fertige Eistees, Limonaden, Energy-Drinks und Säfte. Auch in Milch stecken Milchzucker und viele Kalorien. Bitte lerne also, diese süßen, überzuckerte und kalorienreiche Getränke komplett aus Deinem Leben zu streichen.

Mit diesen praktischen Ernährungsvorschlägen kommst Du sicher in Sachen Snake-Diät schon ein großes Stück voran.
Denk daran:
Die 1. Phase der Diät dauert nur ca. 48 Stunden und dient für Deinen erfolgreichen Einstieg in die Diät.

Phase 2: Erfolgreiches Abnehmen leicht gemacht

In dieser Phase der Diät geht es darum, die Kilos purzeln zu sehen.
Alle Punkte, die ich Dir in der 1. Phase der Diät genau erläutert habe, solltest Du also beibehalten.
Dein Zustand der Ketose (hierbei verzichtest Du auf Zucker und Dein Fettstoffwechsel läuft auch Hochtouren, da Du Kohlenhydrate weitgehend aus Deinem Ernährungsplan gestrichen hast), sollte auch jetzt andauern.

Allerdings gilt es jetzt:
Genieße nur eine große Mahlzeit Deiner Wahl am Tag!
Danach wird ca. 24 Stunden gefastet!

Diese Phase stellt für viele von uns zwar eine Herausforderung dar, allerdings darfst Du Dir die einzige Mahlzeit am Tag selbst in Sachen Zeitplan aussuchen.
Genieße also ein gut sättigendes Mittag- oder Abendessen. Schlage beim

ausgiebigen Frühstück am Wochenende so richtig zu, um danach den ganzen Tag zu hungern.

Du solltest in dieser Phase darauf achten, dass es Dir gut geht und Du effizient so abnimmst, wie es Deinem Vorsatz entspricht.
Dabei ist es unabdingbar, in etwa auf den Kaloriengehalt des Foods zu achten, welches Du zu Dir nimmst.
Auf die Snacks zwischendurch solltest Du natürlich komplett verzichten, um nicht unnötige Kalorien in Dich zu stopfen.

Außerdem empfehle ich Dir:
Ablenkung!

Bitte unternehme Dinge, die mit Essen
und Trinken wenig zu tun haben und
Deinen Stoffwechsel auf Trab halten.

Wie heißt das berühmte Zauberwort?
Richtig – betreibe Sport! Sport kurbelt
Deinen Stoffwechsel an und hilft Dir,
Muskeln aufzubauen.

Warum ist es so wichtig, mit einer guten Muskelmasse zu überzeugen?

Ganz klar:
Beim Sport verbrennst Du Kalorien.
Doch wenn Du Muskelmasse besitzt,
kann Dein Körper noch mehr: Er
verbrennt zusätzlich Kalorien, weil
Muskeln als wahre „Energie-Fresser"
gelten.
Somit entsteht ein Synergie-Effekt, wenn
Du Muskeln besitzt:

Du brauchst mehr Energie, damit Deine Muskeln ausreichend versorgt sind. Diese Energie solltest Du vor allem in Form von hochwertigen Proteinen (Eiweiß) zuführen.

Genau das richtige für viele magere Milchprodukte und feine Vollkornbrote, oder? Genieße also diese Lebensmittel, damit Du Deine Muskeln richtig versorgst. Wenn Du mehr Kalorien zu Dir nehmen darfst, weil Du mehr Muskeln als Fettmasse besitzt, gelingt es Dir auch leichter, effizient an Gewicht zu verlieren.

Hier für Dich für die 2. Phase der Diät noch weitere Tipps, die bei der Gewichtsreduktion helfen:

- Bewege Dich so oft es geht im Alltag. Dabei zählt: Laufe Treppen und nimm nicht den 0Aufzug. Unternehme leichte Einkäufe oder den Weg zur Arbeit mit dem Fahrrad und nicht mit dem Auto.
- Wähle den Sport, der zu Dir passt! Wichtig dabei ist: 2-3 Stunden Sport pro Woche helfen nicht nur beim

Abnehmen, sondern schützen auch vor Depressionen und seelischem Unwohlsein.

Also: Schwing Dich aufs Fahrrad, gehe schwimmen oder unternehme lange Spaziergänge im Wald. Wer sich gern im Fitness-Studio auspowert und gezielt seine Muskeln aufbaut, sollte dies gerne praktizieren.

Worauf wartest Du?

- Lerne, auf Snacks zu verzichten. Lenke Dich stattdessen ab und unternehme Dinge, die Dir Spaß machen.

- Integriere in Deine einzige Mahlzeit des Tages viel Obst und Gemüse. Warum ist das so wichtig? Dieses Vital-Food hilft beim Abnehmen und hält lange satt. Bereite die Mahlzeit mit hochwertigen Ölen zu – dann ist in Sachen Gesundheit viel gewonnen! In meinen Rezepten findest Du mit Sicherheit gute Ideen dazu.

- Trinke Wasser und Tee – das hilft Dir beim Abnehmen.

- Vollende Deine Gerichte, die Du am besten selbst zubereitest, mit wertvollen Kräutern, die Dich beim Abnehmen unterstützen.

Dazu gehören Rosmarin, Thymian, Brennnesseln und stark beruhigende und schonende Kräuter und Gewürze wie Ingwer, Chili, Melisse oder Kamille.

- Vermeide es unbedingt, Fertiggerichte und Fast Food zu konsumieren.
Diese enthalten oft große Mengen an Kalorien und fördern Heißhunger-Attacken.

An diesen einfachen Beispielen erkennst Du:

Abnehmen in der 2. Phase der Snake-Diät ist gar nicht so schwer. Wetten, dass Du schnell zu Deinem persönlichen Traumgewicht gelangst, wenn Du langsam, stetig und ohne allzu strengen Regeln und Verbote Dein Gewicht reduzierst?

Lerne, mit der einzigen Mahlzeit am Tag so richtig zu schlemmen!

Unternehme am Rest des Tages sehr viel, damit Du nicht ans Essen denkst.

Phase 3 – Gewicht halten, leicht gemacht:

Wenn Du die Ideen aus den ersten beiden Phasen für Dich beherzigst, kannst Du Dein Gewicht auch leicht im Anschluss halten.
Bitte achte vor allem auf folgende Aspekte, damit Du nicht in den ungeliebten Jo-Jo-Effekt gelangst und auf Dauer schlank bleibst.

Höre auf, zwischendurch zu essen.
Bitte mach einen großen Bogen um Süßigkeiten, Fast Food-Ketten und Snacks, die nicht wirklich satt und zufrieden machen.

Wie kannst Du dennoch vermeiden, Opfer von Heißhunger-Attacken zu werden und eben den „kleinen Schweinereien" zwischendurch widerstehen?

- Ablenkung ist das halbe Leben: Wenn Du Gelüste verspürst, lenke Dich mit einem langen Spaziergang ab und treibe Sport.

- Behalte es bei, viel zu trinken. Der Drink aus Apfelessig hilft Dir dabei, dass Deine Verdauung und Dein Stoffwechsel auf Trab bleiben.

- Genieße durchaus einmal eine gehaltvolle Mahlzeit, die Du am Tisch genießt. Am nächsten Tag isst Du einfach weniger.

- Lerne auf natürliche Art und Weise Dein Hunger- und Sättigungsgefühl kennen. Das hilft dabei, viele Kalorien zu sparen und dass Du auf Dauer Dein Gewicht hältst.

- Wenn Du Schritt für Schritt abnimmst, belohne Dich mit Kleinigkeiten wie einem Theater-Besuch, einem neuen Kleidungsstück oder einem Ausflug in eine besondere Stadt. Belohnungen müssen nichts mit dem Essen zu tun haben und sollen für Dich als Motivations-Spritze schlechthin gelten!

Du siehst:
Auch das Gewicht zu halten ist nicht schwer, wenn Du auf Dich und die Signale Deines Körpers achtest.

Im Grundsatz gilt:
Esse dann, wenn Du Hunger hast!
Vermeide Snacks zwischendurch und lenke Dich ab, wenn Du zwischen den Mahlzeiten futtern willst.

Außerdem solltest Du Deine selbst zubereiteten Gerichte nur vom Teller und mit Ruhe und Genuss essen.
Essen to go verleitet, so dass Du schnell den Überblick der aufgenommenen Kalorien verlierst. Du willst doch sicherlich auf Dauer Dein Gewicht halten, oder?

Tipp:
Kleine Sünden darfst Du Dir durchaus verzeihen. Wenn Du einen Tag über die Stränge geschlagen hast, gleiche das einfach am nächsten Tag wieder aus. Wie lange darf die 3. Phase der Snake-Diät andauern? Das kommt sehr individuell auf Dich und Deine Vorstellung von Deinem

Traumkörper an. In meinen Augen ist es durchaus möglich, ohne Snacks und mit einer gesunden Ernährungsweise für mehrere Wochen, gar für ein ganzes Leben, diese Phase durchzuhalten. Bitte behalte dabei Deine Gesundheit im Auge. Nimm stetig und langsam ab – das ist schon die halbe Miete für ein gesundes Leben. Dabei kann der Jo-Jo-Effekt nicht ausbrechen, wenn Du mit Bedacht und Achtsamkeit einen gesunden Speiseplan in Deinen Alltag integrierst. Du siehst: Ich halte nichts von Crash-Diäten – denn die Snake-Diät basiert auf einem völlig anderen Prinzip. Sie hilft Dir, auch in der 3. Phase auf Dauer Dein Gewicht zu halten. Wetten, dass Dich Dein schlanker Körper so richtig stolz stimmen wird?

Resümee:

Mit diesen Tipps habe ich selbst in Sachen „schlank, vital und gesund" sehr gute Erfahrungen mit der Snake-Diät gesammelt.

Allerdings solltest Du darauf achten, dass Du für Deinen Alltag Deine Diät-Tipps so integrierst, damit Du die Ernährungsform auf Dauer durchhalten kannst.

Dabei wünsche ich Dir schon jetzt: gutes Gelingen und viel Erfolg!

Die Vorteile der Schlangen-Diät

Die Vorteile dieser Diät liegen auf der Hand. Die zahlreichen Diät-Tipps vor allem in der 3. Diät-Phase helfen Dir, ganz im Sinne von „Back to the roots" wieder zurück zum Ursprung des Lebens zu finden.
Mit der Snake-Diät kannst Du nicht nur erst den Zustand der Ketose intensiv erleben und dadurch Deine Fettverbrennung ankurbeln, sondern Du erlernst damit viel mehr.

Wann hast Du zuletzt richtig aus Hunger und mit Freude gegessen?
Mit der Snake-Diät lernst Du diese Gefühle wieder ganz neu zu entdecken. Du weißt, wann Du hungrig und wann Du satt bist. Du isst nicht permanent irgendwelche Mahlzeiten und verlierst dabei schnell den Überblick.

Mit dieser Diät schaffst Du es, Dein Leben auf Dauer so umzustellen, dass Du Dein Gewicht hältst und am Ende sehr stolz auf Dich sein darfst.

Ich bin mir sicher: Die Snake-Diät ist nicht nur eine moderne Challenge, die gerade wieder einmal die Medien tangiert!
Mit dieser Ernährungsform schaffst Du es, über den Sinn Deiner Mahlzeiten nachzudenken.

Es gibt keine verbotenen Lebensmittel oder unerlaubte Gerichte, die Du komplett aus Deinem Speiseplan streichen solltest.

Natürlich kannst Du Dir schon im Grundsatz immer die Kalorien-Bilanz vor Augen führen, damit Du nach der Diät, in der 3. Phase, Dein Gewicht hältst.

Doch wenn Du nur dann gesunde Mahlzeiten genießt, die Dir fein schmecken und auch in Sachen Kalorien nicht mit zu hohen Werten zu Buche schlagen, wirst Du diesem Maßstab automatisch gerecht.

Schon alleine die Tatsache, sich von alkoholischen Getränken weitgehend zu verabschieden, ist bei der Snake-Diät Gold wert.

Bitte achte dabei auf Dich und Deine Gesundheit. Lerne, dann zu essen, wenn Du hungrig bist.
Schlafe dann, wenn Du Müdigkeit verspürst.
Höre auf Dich, auf Deinen Körper und Deine Gefühle und lebe danach.

Das ist das Rezept der speziellen Diät aus den USA.

Das sind die Geheimnisse und in meinen Augen die größten Vorteile der Snake-Diät: Zurück zum Ursprung der Natur – höre auf Dich und Dein Herz! Lass Dich nicht mehr von unserer Konsumgesellschaft der schnelllebigen Zeit überrumpeln und lebe ungesund und mit viel zu vielen Konservierungsstoffen und Food, das wir nicht brauchen!
Lerne, gesund zu kochen und das Essen zu genießen.

Was spricht dagegen, dabei noch abzunehmen?
Mit diesen Vorteilen wirst auch Du die Snake-Diät rundum genießen!

Welche kritische Stimme gibt es zu Snake-Diät?

Im Internet wird diese besondere Diät-Form, die Dir ein ähnliches Essen wie dem einer Schlange in der 2. Phase erlaubt, durchaus sehr kontrovers diskutiert.

Warum?

Schließlich gibt es keine wissenschaftlich fundierte Studie die belegt, dass eine große Mahlzeit am Tag ausreicht, um sich satt zu essen und dennoch voller Energie seinen Tag zu meistern.

Schließlich propagieren andere Diäten genau das Gegenteil:

Esse viele kleine Mahlzeiten am Tag und achte dabei, dass Du nicht zu viele Kalorien zu Dir nimmst und Dein Körper immer so einiges in Sachen Verdauung und Stoffwechsel zu tun hat.

Die Snake-Diät ist vor allem deshalb umstritten, weil in der 2. Phase weitgehend den ganzen Tag nichts gesessen werden darf.

Wer kann das auf Dauer schon durchhalten, wenn Dich der Hunger plagen sollte und überall Snacks und Süßigkeiten im Büro oder zu Hause zu finden sind?

Es kann also nicht nur zu Heißhunger-Attacken während der 2. Phase kommen, sondern regelrecht zu Mangelerscheinungen.

Was nützt es, wenn Du zwar abnimmst mit einer großen Mahlzeit am Tag, dabei jedoch Deine Gesundheit deutlich gefährdest?

In meinen Augen solltest Du bei der einzigen Mahlzeit, die Du zu Dir nehmen darfst, vor allem auf ein vollwertiges, gesundes Gericht achten welches Du genießt. Allerdings denken sich viele Menschen, die die Snake-Diät für sich durchführen, Sätze wie folgende: „Wenn ich schon jetzt endlich einmal essen darf, genieße ich alles, was ich will!"
Dabei neigen dann unvernünftige Menschen nicht selten dazu, dass sie

doch die Fast Food-Kette aufsuchen oder sich an einem viel zu reichhaltigen Buffet den Bauch vollschlagen, dass die viel zu fetthaltige Speise kaum noch zu verdauen ist.

Es zählt also dann in deren Augen: Masse statt Klasse!

Das ist durchaus eine Gefahr, die die Snake-Diät mit sich bringen kann.

Ich finde, Du kannst die Nachteile jedoch sehr gut ausgleichen, wenn Du auf folgende Aspekte einen großen Wert legst, die ich Dir im Anschluss auch noch genau in Ihrem Sachverhalt begründe:

- Führe die Diät nur dann durch, wenn Du absolut gesund bist.
  So kann es nicht zur Mangelernährung oder gesundheitlichen Risiken führen.
- Du darfst die 2. Phase der Diät gerne etwas abwandeln.
  Manchmal hilft es schon, ab 14 Uhr am Nachmittag nichts mehr zu essen.
  So darfst Du ein ausgiebiges Frühstück und ein Mittagessen

genießen und danach fasten.

Das hilft beim Durchhalten – Du
nimmst dabei dennoch ab, wenn Du
auf die Kalorien-Bilanz von 2
zugeführten Mahlzeiten achtest.

- Führe die 2. Phase (diese ist am
  kritischsten) nicht zu lange durch.

  Wenn Du die guten Diät-Tipps, die ich
  Dir in meinem Buch ausgiebig
  dargestellt habe, in Deinen Alltag in
  Phase 3 integrierst, nimmst Du
  automatisch weiter ab.

  So übernimmst Du eine gesunde
  Lebensweise in Deinem Alltag und
  fühlst Dich auf Dauer vital, fit und
  schlank.

- Achte auf Dich und Deinen Körper –
  gerade in der Phase 2 ist Achtsamkeit
  Gold wert.

  Dabei kannst Du auf alle Fälle Deinen
  für Dich gut durchführbaren Rhythmus
  des Fastens und des Essens
  erkunden.

Du siehst also: ,
Die kritischen Stimmen zur Snake-Diät
darfst Du selbst für Dich schnell streichen,
indem Du die Diät für Dich abwandelst.
Wenn Du mit Sinn und Verstand auf
Deine Gesundheit auf Dauer achtest,
wirst Du Dein Hunger-und
Sättigungsgefühl für Dich neu
kennenlernen.
Außerdem hilft es Dir, wenn Du den Jo-
Jo-Effekt vermeiden willst, Dich auf Dauer
mit gesunder Kost mit wenigen Kalorien
zu befassen. Den Einstieg dazu kann gut
und gerne die Snake-Diät darstellen.

Wer also keine Crash-Diät bevorzugt und
seinen gesunden Menschenverstand
weiterhin dafür verwendet, in der 3. Phase
mit einer sinnvollen Lebensweise,
ausreichendem Sport und viel Obst und
Gemüse seinen Alltag zu meistern, kann
niemals falsch mit dieser Lebensweise
liegen.
Was persönlich willst Du für Dich in
Deinen Alltag rund um diese spezielle
Diät aus den USA integrieren?

Tipp:

Eine Diät hilft immer dabei, um auf sich
und seinen Körper zu hören. Die
Tatsache, dass Du mein Buch in Händen
hältst, spricht absolut dafür, dass Du Dich
für die genau richtige Diät zum Abnehmen
interessierst.

Die Entdeckung der für Dich
durchführbaren Snake-Diät ist dabei
pures Gold wert. Wandle die Diät in der 2.
Phase ggf. so ab, damit Du auf Dich und
Deine Gesundheit achtest. Ich wünsche
Dir schon jetzt dabei: Viel Erfolg.

Viele leckere, gesunde Rezept-Ideen, die Du hervorragend in Deine Diät integrieren darfst

Nun geht es an die Praxis.

Jetzt liefere ich Dir in diesem sehr ausführlichen Kapitel viele gesunde Rezept-Vorschläge, die hervorragend zur Snake-Diät passen.

Glückwunsch, dass Du mein Buch bis zu diesem Punkt gelesen hast.
Diese Tatsache zeigt mir, dass Du an einer modernen, gesunden Lebensweise interessiert bist, bei der Du selbst viele Gerichte kochen darfst.

Fast Food ist out – es lebe die nachhaltige, gesunde Küche!

In meinen Rezept-Ideen findest Du abwechslungsreiche Gerichte, die alle

gesund und sehr vielseitig zuzubereiten
sind.
Dabei darfst Du alle Gerichte so
untereinander variieren, wie es Dein Herz
begehrt.

Die Snake-Diät kennt wenig Verbote oder
einseitige Rezepte.
Deshalb wünsche ich Dir schon jetzt:
Viel Spaß beim Kochen und testen,
welche Rezept-Ideen Du in Deinem
persönlichen Ernährungsplan mit
integrieren willst.

Alle Rezepte sind grundsätzlich für 1
Person berechnet, es sei denn, es ist
anders deklariert.

Frühstück

Diese Mahlzeit liefert den perfekten Start in den Tag. Meine Frühstücks-Ideen sind gesund und mit vielen Rezept-Vorschlägen für Veganer und Vegetarier versehen. Außerdem kannst Du viele meiner Ideen für den besten Start in Deinen Tag mit ins Büro transportieren und Dich dabei besonderen, gesunden Genüssen hingeben.
Was spricht dagegen, auch schon am Morgen für Abwechslung zu sorgen, indem Du deftige Mahlzeiten für Dich genauso ausprobierst wie das süße Gericht?

Schon jetzt wünsche ich Dir: Viel Spaß und Freude bei der Zubereitung meiner Ideen fürs Frühstück, die meist ganz ohne großen Aufwand zu kochen sind.

Porridge mit feinen Beeren

<u>Zutaten:</u>

- 2 getrocknete Datteln oder Aprikosen
- 250 ml Milch
- 1 TL Butter
- etwas Salz und Zimt zum würzen
- 45 g hauchzarte Haferflocken in Bio-Qualität
- 1 TL Honig oder Agavendicksaft
- 150-200 g frische Beeren wie Erdbeeren, Himbeeren, Blaubeeren oder Heidelbeeren
- 1 Minzblatt zur Garnitur

<u>Zubereitung:</u>

1. Koche die Milch mit der Prise Salz auf. Füge die Haferflocken hinzu.
2. Lasse die Mischung kurz aufkochen und dann ca. 5 Minuten zu einem sämigen Porridge köcheln.

3. In der Zwischenzeit bereitest Du die Beeren vor, indem Du diese wäschst und putzt.
4. Füge dem fertig gekochten Porridge den Zimt und den Honig sowie die klein geschnittenen Trockenfrüchte hinzu. Lasse den heißen Porridge jetzt auskühlen.
5. Serviere das lauwarme Gericht in einer Schönen Frühstücks-Bowl. Gibt im Anschluss die geschnittenen Früchte auf den Frühstücks-Brei.
6. Dekoriere das vegane Gericht mit einem frischen Minzblatt nach Geschmack und Saison.

Tipp:

Den Porridge darfst Du gerne im Vorfeld für mehrere Tage kochen.
Er hält sich gut im Kühlschrank und kann für vielseitige Frühstückst-Ideen immer wieder individuell abgewandelt werden. Genieße das Gericht kalt oder lauwarm – schmeckt herrlich leicht und verschafft Dir den perfekten Start in Deinen Tag.

Englisches Frühstück mit feinem Ei

Zutaten für 4 Personen:

- 8 Bio-Eier
- Salz und Pfeffer
- 1 EL Pflanzenfett oder Butter
- 8 Stück kleine Bratwürste
- 4 Scheiben frischer Frühstücks-Speck
- 4 Bio-Tomaten
- 2 gekochte Kartoffeln
- etwas frischer Schnittlauch oder Petersilie
- 1 EL vollmundiges Olivenöl
- 4 Scheibe Toast, am besten Vollkorntoast

Zubereitung:

1. Schäle die Kartoffeln und brate diese in einer heißen Pfanne mit Fett an.
2. Füge die Bratwürste in Würfeln hinzu und stelle Kartoffeln und Würste im Backofen warm.

3. Jetzt bereitest Du Dir in einer Fettpfanne 8 Spiegeleier zu, toastest das Brot und backst die Tomaten als Grilltomate im Backofen.

4. Serviere jetzt auf dem gebutterten Toast die Spiegeleier und die Würstchen mit Kartoffeln mit den Grilltomaten. Würze das englische Frühstück mit Salz und Pfeffer. Die Krönung liefern die fein gehackten Kräuter. Guten Appetit bei dieser vollwertigen Mahlzeit, die Dir den perfekten Start in den Tag liefert.

Tipp:

Wenn Dir die Mahlzeit zu üppig am Morgen erscheint, kannst Du das englische Frühstück hervorragend in die 2. Phase der Snake-Diät integrieren. Hier ist es erlaubt, sich an einer Mahlzeit am Tag so richtig satt zu essen.

Frühstücks-Splitter-Müsli mit frischem Obst der Saison

Zutaten für 4 Personen:

Für die Müsli-Splitter:
- 30 g vollmundige Butter
- 80 g grobe Bio-Haferflocken
- 20 g Sonnenblumenkerne oder Kürbiskerne
- 20 g gehackte Pistazien-Kerne
- 20 g Sultaninen oder Rosinen
- 80 g Bio-Honig

Außerdem:
- 1 kg Natur-Joghurt mit 1,5 % Fett
- 400 g gemischte Früchte nach Saison, am besten frisch vom Bio-Markt

Zubereitung:

1. Erhitze das Fett in einer Pfanne. Hacke, je nach Bedarf, die Körner in feine Stücke bzw. Splitter.

2. Gebe jetzt Haferflocken, alle Körner und die Sultaninen in die heiße Fettpfanne.

3. Am Schluss fügst Du den Honig hinzu. Lass die selbst zubereitete Müsli-Mischung in Splitter-Form karamellisieren.

4. Wasche und putze die Früchte nach Saison und schneide diese in kleine Stücke.

5. Jetzt richtest Du in einer schönen Schale den Joghurt mit den Früchten und der Müsli-Mischung an. Am besten ist es, Du sorgst mit immer wieder anderem Obst für Abwechslung auf Deinem Speiseplan schon am Morgen.

Tipp:
Saisonales Obst ist immer Gold wert!
Warum?
Es steckt voller Vitamine, Mineralstoffe und ist zudem noch recht preiswert.
Genieße am besten regionale Produkte, die Du frisch auf dem Bio-Markt einkaufst!

Bananen-Smoothie mit feinem Quark

Zutaten für 1-2 Personen:

- 2 kleine Bio-Bananen
- 1 Abrieb einer Bio-Zitrone
- 1 TL Sirup von Vanille oder ¼ Vanilleschote
- 100 g Speisequark mit 20 % Fett in Trockenmasse
- 100 ml fettarme Milch
- frische Pfefferminze oder Zitronengeranie zur Garnitur

Zubereitung

1. Schäle die Bananen und reibe die Zitrone ab. Gebe alle Gewürz-Zutaten mit der Banane und dem Quark in einen großen Mixbecher.
2. Mixe jetzt mit einem großen Pürierstab alle Zutaten zu einem feinen Smoothie, Am Schluss fügst Du die Milch hinzu und schmeckst den Früchte-Spaß nochmals mit

Honig oder Sirup ab - (es kommt dabei immer auf die Süße der Bananen an).

3. Servieren den Smoothie sofort in einem dekorativen Glas mit einem Strohhalm und der Pfefferminze (alternativ: ein anderes, frisches Dessert-Kraut). Schon jetzt wünsche ich: Viel Trinkgenuss!

Tipp:
Ein Smoothie ist sehr schnell zubereitet. Hierbei eignet es sich besonders, weiche und sehr reife Früchte zu verwenden!

Blaubeer-Brot mit feinen Zucchini

Zutaten für 1 Brot:

- 100 g weiche Butter
- 1 PK Bourbon-Vanillezucker oder ½ frische Vanilleschote
- 200 g brauner Rohrzucker
- 3 mittelgroße Bio-Eier
- 250 g Vollkornmehl
- 1 Pack Backpulver
- 1 reife, große Banane
- 300 g geraspelte Zucchini
- 150 g Joghurt Natur oder Soja-Joghurtalternative
- 100 g gemahlene Mandeln
- 200 g frische Heidelbeeren oder TK-Ware
- 50 g Heidelbeeren zur Dekoration

Zubereitung:

1. Rühre das Fett schaumig, füge nach und nach den Zucker und die Eier abwechselnd hinzu.

2. Die sämige Schaummasse sollte einen sehr gleichmäßigen Teig ergeben.
Füge jetzt alle Geschmackszutaten und die in kleine Stücke geschnittene Banane und die Zucchini in den Teig.

3. Gebe den Joghurt, die Mandeln und alle weiteren Zutaten (außer das Mehl) hinzu. Hebe alle Zutaten vorsichtig und gleichmäßig unter den Teig.

4. Am Schluss rührst Du das Mehl und das Backpulver vorsichtig unter den Teig. Das gelingt Dir am besten mit der kleinsten Stufe der Rührmaschine oder von Hand.

5. Fette eine kleine Backform (Kastenform) aus.
Fülle den Teig ein und schiebe die Backform in den vorgeheizten Backofen.

6. Backe das süße Brot ca. 50-60 Minuten bei ca. 180 Grad.
Führe die Stäbchen-Probe mit einem Holzspieß durch. Dabei siehst Du, ob der Kuchen ganz durchgebacken ist. Wenn am Holzspieß, den Du in den

heißen Kuchen im Ofen steckst, keine
Teigreste mehr kleben, ist der Kuchen
durchgebacken. Dann nimmst Du die
Form aus dem Ofen und lässt das
Brot erkalten.

7. Schneide das erkaltete Brot in ca. 10-
12 Scheiben und genieße es mit
frischen Heidelbeeren, die Du als
Deko auf dem Teller fein anrichtest.
Guten Appetit!

Tipp:
Wenn Du willst, kannst Du diesen Kuchen
auch mit Schokoladen-Glasur
einstreichen. Das sorgt dafür, dass das
Gebäck sich für 5-7 Tage frisch hält.
Allerdings solltest Du dabei bedenken,
dass Du mit Schokolade natürlich deutlich
mehr Kalorien zu Dir nimmst als ohne
Glasur!

Mittagessen

Am Mittag nehmen wir oft die wichtigste
Mahlzeit des Tages zu uns.
Während jedoch vor vielen Jahren jede
Mittagsmahlzeit im Kreise der Familie
eingenommen wurde und dabei das ein
oder andere Gespräch geführt wurde,
haben sich die Zeiten längst verändert.
Die Kinder kommen zu unterschiedlichen
Zeiten aus der Schule nach Hause.
Außerdem sind wir meist über die
Mittagszeit unterwegs und essen in der
Kantine oder unterwegs.
 Deshalb schlage ich Dir vor:
Genieße alle meine Rezept-Vorschläge
für Dein Mittagessen gerne auch als
Mahlzeit am Abend.
Schließlich ist es Dir selbst überlassen,
wann Du was zu Dir nimmst.
So ist es weitgehend auch bei der Snake-
Diät!
Allerdings solltest Du darauf achten, dass
Du im Grundsatz nicht mehr Kalorien zu
Dir nimmst, als Dein Körper einfordert.
Warum?

Sonst funktioniert es keinesfalls mit dem Abnehmen.

Viel Spaß mit meinen Mittagsgerichten!

Chili Con Carne – für den feurigen Genuss

<u>Zutaten für 4-6 Personen</u>:

* 1 kg gemischtes Hackfleisch
* 300 g Bio-Zwiebeln
* 500 g frische Fleischtomaten
* 3 EL Olivenöl
* etwas Chili, Paprika-Pulver, Knoblauch, Pfeffer und Cayennepfeffer
* Salz nach Geschmack
* 1 kleine Tube Tomatenmark
* 1 Dose Maiskörner
* 800 g Kidneybohnen in guter Qualität
* 300 g gemischte Paprika-Schoten
* 500 g Gemüsebrühe oder Brühe-Pulver zum Würzen

- Kräuter nach Geschmack wie Majoran, Petersilie oder etwas frischer Thymian

Zubereitung:

1. Nimm einen großen Topf und erhitze das Fett. Schneide die gewaschene Paprikaschoten in kleine Würfel, ebenso wie die geschälte Zwiebel.
2. Jetzt brätst Du das Hackfleisch kross in dem Topf an. Füge Zwiebeln und Paprika sowie das Tomatenmark hinzu.
3. In der Zwischenzeit lässt Du die Kidneybohnen und den Mais aus der Dose in einem Sieb abtropfen.
4. Wenn Du alle Zutaten scharf angebraten und mit allen Gewürzen nach Geschmack veredelt hast, gießt Du das Chili mit der Brühe auf. Alternativ verwendest Du Wasser, das Du mit dem Pulver der Fleischbrühe selbst würzt.
5. Lass das Chili con Carne für ca. 35 Minuten sanft köcheln.

6. Füge am Schluss die abgetropften Bohnen, den Mais aus der Dose sowie alle Kräuter nach Geschmack hinzu.
7. Das Chili hält sich für 3-7 Tage und dient auch als perfektes Gericht für jede Party! Guten Appetit!

Tipp:
Zum feurigen Chili schmeckt eine Scheibe Vollkornbrot für die gesunde Ernährung oder frisches Baguette hervorragend. Nach Geschmack darfst Du das Gericht auch mit einem Klecks Creme Fraiche verfeinern.

Kartoffel-Gratin mit feinen Möhrchen

<u>Zutaten für 4 Personen</u>:

- 600 Gramm Kartoffel (4-6 Stück) am besten in Bio-Qualität
- 350 Gramm feine Möhren
- 2 Äpfel
- etwas Zitronensaft für die Äpfel
- 0,5 EL Öl zum Einfetten der Auflaufform
- 150 Gramm Schmelzkäse wie Edamer oder Gouda
- 75 ml Sahne
- 75 ml fettarme Milch
- Salz, Pfeffer frisch aus der Mühle zum Würzen
- Etwas Muskatnuss, frisch gerieben oder alle Kräuter nach Geschmack

<u>Zubereitung</u>:

1. Schäle die Kartoffeln und wasche die Karotten gut. Schneide alle Zutaten in kleine, gleichmäßige Scheiben.
2. Rasple den gewaschenen Apfel und beträufle diesen mit dem Zitronensaft.
3. Fette die Auflaufform. Schichte nun die Karotten und die Kartoffeln abwechselnd in die Form.
4. Gebe jetzt den geraspelten Apfel auf den noch rohen Auflauf. Vermenge alle Flüssigkeiten mit den Gewürzen und verquirle die Sahne-Milch gut mit einem Schneebesen.
5. Gieße jetzt die Flüssigkeit auf den Auflauf. Bestreue den Auflauf mit dem Schmelzkäse Deiner Wahl.
6. Backe den Auflauf nun bei ca. 175 Grad für ca. 30-40 Minuten im heißen Backofen. Am Schluss kann (je nach Herd) die Oberhitze dafür sorgen, dass die Käse-Kruste auf dem Auflauf schön kross und leicht braun wird.
7. Dazu schmeckt ein vollmundiger Blattsalat! Guten Appetit!

Tipp:
Der Auflauf kann auch mit anderem Gemüse wie Paprika, Zucchini, Auberginen oder Tomaten beliebig abgewandelt werden. Wer es nicht ganz so vegetarisch liebt, darf sogar feine Schinkenwürfel in die Auflaufform einstreuen.

Lachs á la Hawaii mit Reis für den besonderen Genuss

Zutaten für 4-5 Personen:

Für den Reis:
- 500 Gramm Sushi Reis
- 120 Milliliter Reisessig
- 85 Gramm Zucker
- 3 TL Salz

Für den Fisch:

- 1 Bund Lauchzwiebel
- 4 EL Soja Sauce (Ponzu-Sojasoße, spezielle fruchtige Sojasoße oder Sojasoße mit einem Spritzer Zitronensaft)
- 4 TL Sesamöl (geröstet)
- 400 Gramm Lachs (Sushi-Qualität, am besten Bio)
- 4 EL Delikatessen-Mayonnaise (80 % Fett)
- 2 EL Bio-Sweet Chili Soße aus dem Reformhaus
- 1 EL Sesam (geschälte Sesamsaat)
- 1 TL schwarze Sesamkörner aus dem Reformhaus
- 2 Schalotten
- 2 Knoblauchzehen
- Öl (zum Frittieren)
- 100 Gramm Zuckerschoten
- 1 Avocado
- 3 EL Limettensaft
- 1 Beet rote Daikonkresse (oder Shiso-Kresse)
- 100 Gramm Enoki (fadenförmige Pilze, oder Austernpilze)

- 20 Gramm Butter
- Frischer Dillzweig zur Veredelung des exotischen Fisch-Gerichtes

Zubereitung:

1. Für den Reis: Koche den Sushi-Reis nach Verpackungsangabe. Jetzt lässt Du den Reisessig einmal aufkochen und vermengst diesen mit den Gewürzen nach Geschmack.
2. Gieße den Flüssigkeiten-Mix über den gekochten Reis und lasse diesen gut darin ziehen.
3. Für den Lachs schneidest Du nun alle Zutaten an gewaschenem, geschältem Gemüse (je nach Sorte) fein in kleine Stücke. Stelle das Gemüse in Schälchen beiseite.
4. Verrühre die Mayonnaise mit der Chili-Sauce, schmecke diese nach Belieben ab und stelle die Creme kalt.
5. Jetzt frittierst Du die Zwiebelringe, die Zuckerschoten und, wenn Du magst, die kleinen Knoblauchzehen im heißen Frittierfett.

6. Erhitze jetzt etwas Öl in einer heißen Fettpfanne. Röste darin die Sesamkörner an. Füge die Enoki-Pilze hinzu.

7. Mariniere jetzt den Lachs im Zitronensaft, würze ihn und brate ihn in der gleichen Pfanne mit an. Der Lachs muss in der Mitte noch leicht glasig sein.

8. Beträufle die in feine Streifen geschnittene Avocados mit Zitronensaft und würze diese. Richte jetzt auf einem Teller die Avocado, die geschnittene Kresse und die Mayonnaise an.

9. Serviere jetzt den kurz angebratenen Lachs mit den Pilzen auf dem Teller. Der klebrige, fein abgeschmeckte Sushi-Reis schmeckt lauwarm oder heiß zu diesem Lachs-Gericht mit der exotischen Note.

10. Veredele das Fisch-Gericht mit dem frittierten Gemüse und mit dem Dill.

Tipp:
Der Erwerb von Bio-Lachs aus guter, deutscher Fischzucht lohnt sich.

Bitte achte darauf, dass Du frischen Fisch verwendest.

Als Abwandlung darfst Du gerne auch das frittierte Gemüse weglassen und das Gemüse stattdessen mit der der Pfanne anbraten. Das hilft Dir dabei, Fett und Kalorien einzusparen. Guten Appetit!

Feine Linguine (Pasta) mit Sardellen

<u>Zutaten für 2 Portionen</u>:

- 250 g Linguine oder andere Nudeln nach Belieben
- 15 g Sardellen
- 1 kleine Zwiebel
- 1 Zehe Knoblauch
- 200 ml Kochsahne
- 1 gestrichener TL feiner Kräutersenf oder Estragon-Senf
- 2 Eier
- 60 g würziger geriebener Parmesan,
- Salz und frisch gemahlener Pfeffer aus der Mühle
- etwas frisch gerieben
- frisch gezupfte Petersilie oder andere mediterrane Kräuter wie Thymian, Rosmarin, Basilikum und Co

<u>Zubereitung</u>:

1. Stelle einen großen Topf mit Nudelwasser auf den Herd. Decke

97

den Topf ab, damit das Wasser schnell kocht.

2. In der Zwischenzeit erhitzt Du in einer Pfanne das Fett und brätst darin die Zwiebeln und den Knoblauch an.

3. Jetzt gibst Du die Sardellen, die Eier und die Sahne mit in die Pfanne. Würze die sämige Sahne-Sauce mit allen Gewürzen nach Geschmack und lass diese wenige Minuten sanft köcheln.

4. Nimm fertig gekochte Pasta jetzt aus dem Topf und richte diese appetitlich auf schönen Nudeltellern an.

5. Gebe am Schluss den Parmesan unter die Sahne-Sauce und serviere die würzige Sauce mit den heißen Nudeln.

6. Garniere die Pasta am Schluss mit mediterranen Kräutern nach Geschmack.

Tipp:
Dazu schmeckt ein feiner Blatt- oder Tomatensalat hervorragend! Die Pasta ist schnell zubereitet und darf auch am nächsten Tag noch aufgewärmt

werden. Das ideale Gericht für alle Berufstätige, die im Office in der Küche eine Mikrowelle benutzen dürfen.

Suppe von Süßkartoffeln zum Sattessen

Zutaten für 2-3 Portion als Hauptmahlzeit:

* 1 große Süßkartoffel. 600 g
* 1 Zehe Knoblauch
* 2 Schalotten
* 3 kleine Bio-Möhren
* 1 EL Butter
* 800 ml selbstgemachte Gemüsebrühe (alternativ: gute Instantbrühe)
* 1 EL Zitronensaft
* Gewürze nach Geschmack wie Pfeffer, Salz, Chili und Muskatnuss

Für die Gorgonzolasahne:

* 80 g Gorgonzola
* 200 ml Sahne

Außerdem:

- frischer Kerbel,
- Koriander,
- Salbei oder
- Blattpetersilie

<u>Zubereitung</u>:

1. Schäle die Kartoffeln, die Zwiebeln und schneide alle Gemüse-Sorten in kleine Würfel.
2. Brate das Gemüse im Fett in einem großen Topf kurz an. Gieße das Gemüse mit reichlich Wasser auf und koche es im Topf gar.
3. Jetzt pürierst Du mit einem großen Zauberstab die Suppe. Gieße den Brei jetzt mit der Brühe auf und würze die Suppe nach Deinem Geschmack mit Muskat, Pfeffer, Salz und allen anderen Gewürzen.
4. Nun vermengst Du die kalte Sahne mit dem in kleine Würfel geschnittenen Käse. Stelle diese Sahne-Mischung kalt und vermenge sie mit den gehackten Kräutern.

5. Jetzt servierst Du appetitlich die heiße Suppe jeweils in einer schönen Bowl. Die Vollendung bietet die kalte Sahnesauce, die Du in einem großzügigen Klecks in die heiße Suppe gießt. Der zart schmelzende Käse sorgt hierbei für Gaumen-Genuss pur.
6. Dazu schmeckt ein getoastetes Vollkornbrötchen.

Tipp:
Wenn Du keine Süßkartoffeln findest oder magst, darfst Du gern auch mehlige Kartoffeln für diese winterliche Suppe verwenden. Diese Suppe schmeckt nicht nur an kalten Wintertagen ganz hervorragend!

Abendessen

Zum Abendbrot nehmen sich mittlerweile viele Menschen ausgiebig Zeit.
Schließlich liegt der Tag hinter uns und wir haben uns unsere Mahlzeit jetzt so richtig verdient, oder?
Genau hierin lauern die Gefahren.
Nicht selten essen wir am Abend viel zu viel, weil wir während des Tages unter Strom stehen und uns am Abend selbst belohnen möchten.
Doch ist es wirklich eine Belohnung, sich mit Heißhunger- und Frust-Ess-Attacken am Abend selbst das Leben zu erschweren?

Genau aus diesem Grunde stelle ich Dir gesunde, leichte Rezepte vor, die Dir zu einem gesunden, guten Schlaf verhelfen.
Mit leichten Gerichten und nicht zu sehr vollem Magen schläft es sich schließlich besser, oder?
Ein guter Schlaf ist auch die Grundlage für den Erfolg von jeder Diät.

Vollkornbrötchen mit Frischkäse und Tomate

<u>Zutaten:</u>

- 1 großes Vollkornbrötchen, frisch vom Bio-Bäcker
- 1 EL Kräuterkäse als Frischkäse oder Hüttenkäse
- 1 EL Quark
- 20 g Harzer Käse
- viel Pfeffer, Salz und mediterrane Kräuter, am besten frisch aus dem Garten
- 1 große Fleischtomate

<u>Zubereitung:</u>

1. Rühre Dir mit dem Kräuterkäse in Frischkäseform und dem Quark eine sämige Paste an. Menge den fein gewürfelten Käse in die Creme.

2. Würze diese Paste mit Salz und Pfeffer und feinen Kräutern nach Geschmack.

3. Schneide das Vollkornbrötchen in zwei Hälften. Bestreiche es mit der Käse-Creme und belege es mit Tomatenscheiben.

4. Würze das dekorativ angerichtete Brötchen nach Geschmack mit Kräutern der Saison und genieße die gesunde Abendmahlzeit auf einem schön angerichteten Teller. Das Auge isst schließlich mit.

Tipp:
Diese leichte und vollwertige Abendmahlzeit hält Dich garantiert bis zum nächsten Morgen satt.
Bitte variiere das schnelle Gericht, je nach Belieben, mit verschiedenem Gemüse.
Dazu passen Gürkchen, eingelegter Blumenkohl oder Paprika-Streifen.
So kannst Du Deine Abend-Mahlzeit sehr vielseitig variieren.

Gebratene Brezen Knödel – zur Resteverwertung

Zutaten für 3-4 große Knödel:

- 5 Stück Laugengebäck, wie Brezen oder Laugensemmeln vom Vortag
- 180 ml Milch
- 1 Zwiebel
- 2 Eier
- frische Blattpetersilie
- frisch geriebene Muskatnuss
- Salz, Pfeffer und etwas Chili nach Geschmack
- 2 EL Olivenöl zum Anbraten

Zubereitung:

1. Schneide das Laugen-Brot in feine Streifen, die Du alle in einer großen Schüssel sammelst.
2. Verquirle die Eier mit der Milch und würze die Flüssigkeit nach Geschmack. Füge die gewürfelten Zwiebeln und die Eier-Flüssigkeit mit in die Schüssel zu den Brotstreifen.

3. Jetzt hackst Du die Petersilie und gibst sie mit in die Schüssel.
4. Lass die Flüssigkeit in dem trockenen Gebäck für ca. 15 Minuten gut durchziehen. Knete jetzt einen Brot-Teig.
5. Forme nun kleine Knödel aus dem Teig, die Du im Anschluss in reichlich Salzwasser für ca. 10-12 Minuten kochst.
6. Lass die Knödel erkalten. (Gerne kannst Du diese Arbeit am Vortag verrichten.)
7. Die kalten Knödel schneidest Du nun in feine Scheiben.
8. Brate diese Knödel-Scheiben in einer heißen Fettpfanne an und genieße die krossen Brezen-Knödel heiß.
9. Dazu schmeckt ein frischer Blattsalat. Guten Appetit!

Tipp:
Resteverwertung liegt voll und ganz im Trend der Zeit. Warum?
Hierbei wird das Thema Nachhaltigkeit in vollem Maße erfüllt.
Ist es nicht eine Sünde, dass so viele

Menschen weltweit hungern und wir noch immer Tonnen von Lebensmittel im Monat vernichten?

Vollwertiger, griechischer Salat

Zutaten für 2 Personen

- 25 g gute, schwarze Oliven in Öl
- 2 EL feines Olivenöl
- 1 EL Apfel Essig oder alternativ weißer Balsamico
- Salz und Pfeffer nach Geschmack
- etwas Senf
- 200 g Fleischtomaten
- 100 g Lollo Rosso Salat oder Kopfsalat
- 100 g Rucola oder Endivien (je nach Saison)
- 100 g Paprika
- 2 kleine Knoblauchzehen
- 1 kleine Zwiebel
- 1 kleine Salatgurke
- 75 g eingelegter Schafskäse

<u>Zubereitung:</u>

1. Wasche alle Zutaten von Gemüse. Schäle Knoblauch und Zwiebeln und zerkleinere die Zutaten in mundgerechte Stücke.
2. Bereite jetzt aus dem Olivenöl, dem Apfelessig, Salz, Pfeffer und allen Gewürzen nach Geschmack eine Marinade für den Salat zu.
3. Lasse die Oliven in Öl und den Schafskäse in einem kleinen Sieb abtropfen.
4. Mariniere den Salat mit dem Dressing und richte diesen dekorativ in einer schönen Schüssel an.
5. Gebe als Krönung auf den Salat die Oliven und den Käse.
6. Dazu schmecken wahlweise auch alle mediterranen Kräuter und ein großes Stück getoastetes Brot.

Tipp:
Der Apfelessig im Salat kurbelt zusätzlich Deinen Stoffwechsel an. Das sorgt nicht nur für eine gute Verdauung, sondern hilft Dir auch hervorragend beim Abnehmen

Schneller, grüner Smoothie – eine Vitaminbombe für alle, die es eilig haben

Zutaten:

- 100 g frischer Blattspinat
- ½ Avocado
- ½ Banane
- ½ Mango
- 100 g Mager-Joghurt
- etwas Zitronensaft
- Pfeffer und Salz nach Geschmack
- 1 TL Honig zum Süßen
- 100 g frische Erdbeeren oder andere Beeren nach Saison

Zubereitung:

1. Schäle Banane, Mango und Avocado. Schneide das Fruchtfleisch in grobe Würfel und gib es zusammen mit dem Blattspinat und den in Stücke geschnittenen Erdbeeren in einen großen Mixbecher.
2. Püriere jetzt mit dem Zauberstab das Vital-Food zu einem sämigen Brei,

den Du mit dem Joghurt und (nach Belieben) mit Wasser vermischt. Er darf flüssig, aber nicht zu flüssig, sein.

3. Würze und süße den grünen, gesunden Smoothie nach Geschmack und genieße den Drink am besten frisch und kalt.

Tipp:

Smoothies gelten als Vital-Food schlechthin.

Warum?

Sie sind sehr schnell zubereitet.

Dieses leichte Gericht ist viel besser als Fertiggerichte mit hohen Anteilen von Konservierungsstoffen.

Außerdem dient ein Smoothie auch perfekt für die Resteverwertung von weichen Früchten.

Ich wünsche Dir:

viel Trinkgenuss!

Dinkelbrot mit frischer Forelle

Zutaten:

- 2 Scheiben frisches Dinkelbrot
- 100 g geräucherte Forelle
- 1 EL Frischkäse
- 100 g Tomaten
- 2 Essiggurken
- Salz und Pfeffer
- etwas Meerrettich und Dill

Zubereitung:

1. Lege das Brot auf einen dekorativen Teller, bestreiche es mit dem Frischkäse.
2. Erwärme das Forellen-Filet nach Belieben in der Mikrowelle. Lege es appetitlich auf die Brotscheiben.
3. Garniere das leckere Fischbrot mit dem Gemüse, den Essiggurken und würze es so, dass es Dir schmeckt.

4. Ein Dillzweig oder etwas Meerrettich sorgt für die Vollendung bei diesem leichten und schnell zubereiteten Forellen-Brot.

Tipp:
Ein gutes Dinkelbrot aus dem Reformhaus hält sich für mehrere Tage frisch. Es ist in der modernen, gesunden Küche in meinen Augen durch nichts zu ersetzten.

Welches meiner Rezepte lacht Dich jetzt besonders an?
Ich empfehle Dir dringend, egal, ob Du eine Diät durchführst oder nicht, stets mit frischen und saisonalen Zutaten zu kochen.
Diese sind gesund, kalorienarm und nahrhaft. So gelingt jede Diät bestens – denn Du alleine hast es selbst in der Hand, welche Zutaten Du in Deiner Küche verwendest. Koche mit Liebe und Herz. Das ist die beste Basis auch für die Snake-Diät.

Fazit

Glückwunsch!
Jetzt bist Du bereits am Ende von
meinem Buch angekommen!
Du weißt jetzt alles über die 3 Schritte der
Snake-Diät und kannst für Dich alle
Schritte auch beliebig abwandeln.
 Das sorgt nicht nur dafür, dass Du die
Diät gut durchhalten kannst, sondern
auch für leckere Gaumen-Freuden, die Du
stets mit Hingabe und Genuss zu Dir
nehmen darfst.

Wir Menschen essen alle viel zu viel
zwischendurch.
Wir stopfen uns mit ungesunden Snacks
voll und häufen dabei Unmengen an
Kalorien in uns, ohne dass wir jemals satt
und zufrieden sind.

In meinen Augen ist die wichtigste
Erkenntnis bei der Snake-Diät, dass Du
wieder lernst, Deinen Körper zu spüren
und ein Gefühl von Hunger und Sättigung
dabei erlebst.

Bitte stelle Dich vor allem in der 3. Phase der Diät (in meinen Augen ist diese die wichtigste) darauf ein, dass Du vollwertige und gute Zutaten für Deine Rezepte verwendest.
Achte auf Dich und Dein Körperbewusstsein, indem Du Snacks und das permanente Essen zwischendurch ganz aus Deinem Leben streichst.
Vermeide es, aus Frust oder rein aus Lust zu essen.

Warum sollten wir Gefühle nicht mit der Nahrungsaufnahme kompensieren? Das kann zu Essstörungen oder andere Problemen führen.
Back to the roots? Ja – im Sinne der Nachhaltigkeit ist dies die richtige Einstellung fürs Leben!
Bitte lerne, ganz im Sinne der Natürlichkeit, wieder auf Dich und auf Deinen Körper zu hören.
Dann kann in Sachen „schlank auf Dauer" nichts mehr schiefgehen, oder?

Mit gesundem Menschenverstand praktiziert ist die Snake-Diät alles andere als eine moderne Challenge aus der heutigen Zeit.

Lebe im Hier und Jetzt, schalte Deinen Verstand beim Essen ein und gönne Dir ab und an ein Stück Kuchen, wenn Dir danach ist.

Wetten, dass Du diese kleinen Sünden automatisch wieder ausgleichst, wenn Du keine Crash-Diäten durchführst?

Der gesunde Menschenverstand hat noch nie dabei geschadet, auf Dauer gesund, dynamisch und schlank zu bleiben.

Schon jetzt wünsche ich Dir in allen Phasen der Snake-Diät: Gutes Gelingen und viel Spaß beim Essen von vollwertigen Gerichten!

Haftungsausschluss

Impressum

Autor. Silvie Falsch
1. Auflage
Alle Rechte vorbehalten.
Nachdruck, auch auszugsweise, verboten.
Kein Teil dieses Werkes darf ohne schriftlich Genehmigung des
Autors in irgendeiner Form reproduziert,
vervielfältigt oder verbreitet werden.
Kontakt: Karin Schartner-Schwaiger, Zaglausiedlung 24, 5600
St. Johann im Pongau
Covergestaltung: Fiverr
Coverfoto:Depositphotos